Apendicectomía

(Cirugía de extirpación del apéndice)

Todo lo que necesitas saber

Dra. Sheila Harrison

Descargo de responsabilidad

Este contenido sirve para proporcionar información general sobre la enfermedad y tiene como objetivo capacitarlo para buscar asistencia médica inmediata si es necesario para prevenir complicaciones. Es fundamental recalcar que esta información no sustituye la consulta a un médico calificado. El campo de la ciencia médica evoluciona continuamente y, debido a la naturaleza dinámica del conocimiento médico, recomendamos buscar asesoramiento de expertos si encuentra alguna inconsistencia o tiene la intención de tomar medidas basadas en la información de este contenido. Nunca ignore la orientación médica profesional ni retrase el tratamiento basándose en algo que haya leído en línea, incluido este material, o de cualquier otra fuente en línea. Recuerda siempre que Internet no puede curarte; más bien, la curación se produce a través de la guía de profesionales médicos y la providencia de Dios.

PRECAUCIÓN: Discreción del lector: se advierte que algunas imágenes pueden resultar perturbadoras.

Tabla de contenidos

Revisión (apendicitis)

En el ámbito de las emergencias médicas, la apendicitis es una afección común que requiere atención médica inmediata. Una apendicectomía es un procedimiento quirúrgico que se realiza para extirpar un apéndice inflamado. Es fundamental comprender la importancia de una apendicectomía o cirugía de extirpación del apéndice, los síntomas que justifican su necesidad y el proceso quirúrgico involucrado. Este artículo completo tiene como objetivo brindarnos una explicación detallada de lo que implica una apendicectomía y por qué es crucial para el bienestar del paciente.

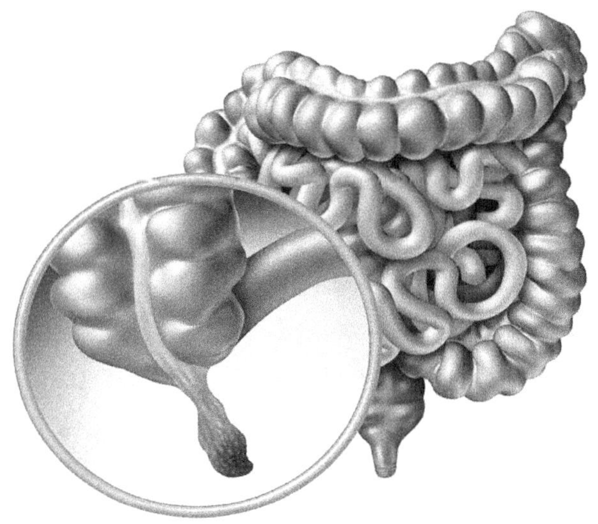

Complicaciones de la apendicitis

La apendicitis puede causar complicaciones como un absceso (una bolsa de infección localizada) o peritonitis en algunas circunstancias. Si surgen complicaciones graves, con frecuencia se requiere una intervención quirúrgica para drenar el absceso y extirpar el apéndice.

Cabe señalar que no todos los casos de dolor de estómago requieren una apendicectomía. Otras enfermedades pueden provocar síntomas similares, por lo que un diagnóstico adecuado por parte de un médico es fundamental antes de decidir si es necesaria la cirugía. Si se sospecha pero no se confirma una apendicitis, puede estar indicado un período de observación o más pruebas diagnósticas antes de realizar una apendicectomía.

En última instancia, un experto en atención médica decide si se realiza una apendicectomía basándose en un estudio exhaustivo de los síntomas del paciente, el examen físico y los resultados de las pruebas de diagnóstico. El objetivo es tratar la apendicitis lo antes posible y lo más exhaustivamente posible para evitar complicaciones y proporcionar el mejor resultado posible para el paciente.

Sección 1

¿Qué es un apéndice?

El apéndice es una pequeña estructura parecida a un dedo que se encuentra en la parte inferior derecha del abdomen. Está conectado al ciego, la primera sección del intestino grueso o colon. Por lo general, mide cuatro pulgadas de largo, aunque esto puede variar de persona a persona.

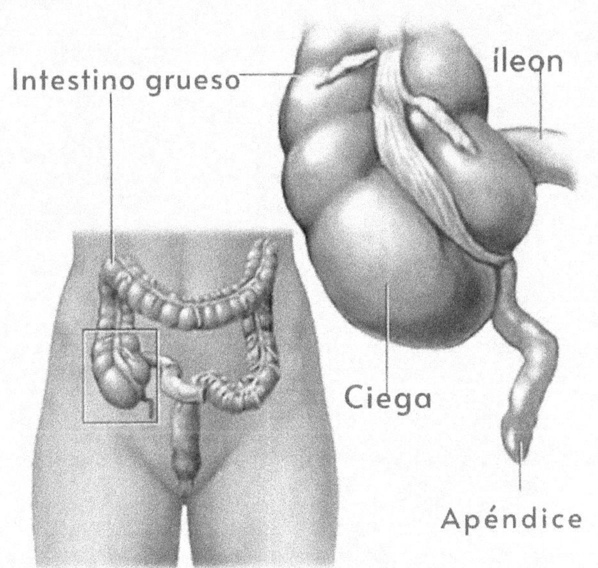

Numerosas investigaciones en medicina aún no han determinado la función precisa del apéndice. Alguna vez se pensó que el apéndice era un órgano vestigial sin ningún propósito real, pero una nueva investigación indica que puede ser importante para el desempeño del sistema inmunológico y el equilibrio microbiano intestinal. Es importante recordar que una apendicectomía o extirpación del apéndice generalmente no genera problemas de salud a largo plazo.

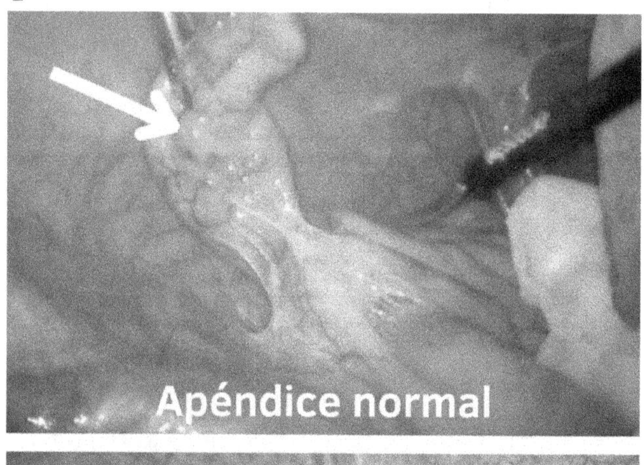

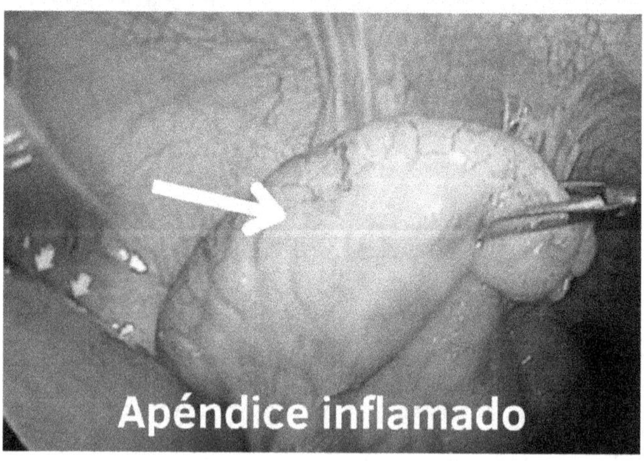

Sección 2
¿Qué es una apendicectomía?

La extirpación quirúrgica del apéndice se conoce como apendicectomía. El uso más frecuente de esta cirugía es el tratamiento de urgencia de la apendicitis. Una inflamación que se desarrolla cuando el apéndice se infecta e inflama se llama apendicitis. Aquellos que tienen antecedentes de apendicitis recurrente también pueden hacérselo como medida preventiva.

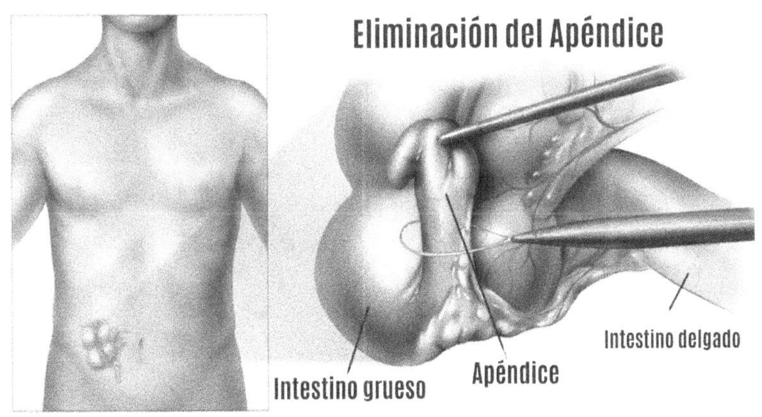

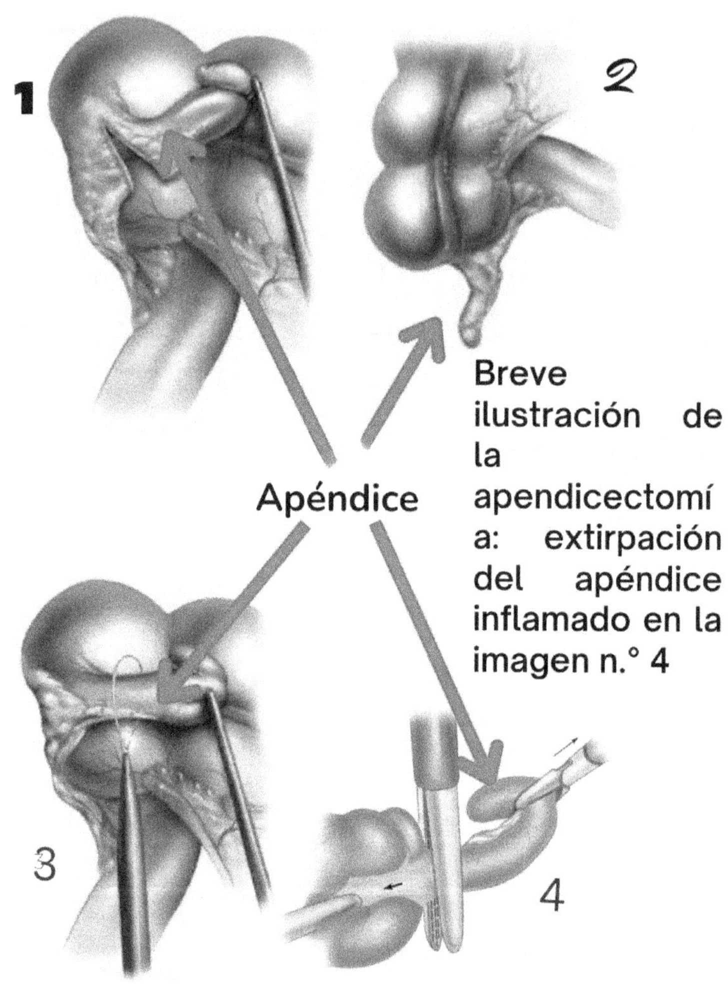

1
2
Apéndice
Breve ilustración de la apendicectomí a: extirpación del apéndice inflamado en la imagen n.° 4
3
4

¿Qué tan común es una apendicectomía?

A nivel mundial, la apendicitis sigue siendo un grave problema de salud pública. Finalmente se requiere una apendicectomía para la apendicitis, que afecta a entre 5 y 9 de cada 100 personas, según el Instituto Nacional de Diabetes y Enfermedades Digestivas y Renales. A pesar de la creencia generalizada de que la apendicitis es poco común o inexistente en la India, sigue siendo una de las emergencias abdominales más frecuentes e importantes que requieren cirugía. Según la investigación, los países con los mayores aumentos en la tasa de prevalencia estandarizada por edad entre 1990 y 2019 fueron Etiopía, India y Nigeria.

¿Cuándo se necesita una apendicectomía?

Cuando se diagnostica apendicitis, el tratamiento suele ser una apendicectomía. El sello distintivo de la apendicitis es la inflamación del apéndice, generalmente provocada por una obstrucción del órgano. Las obstrucciones en el apéndice pueden provocar infección, presión intraperitoneal elevada y consecuencias potencialmente peligrosas como la ruptura del apéndice.

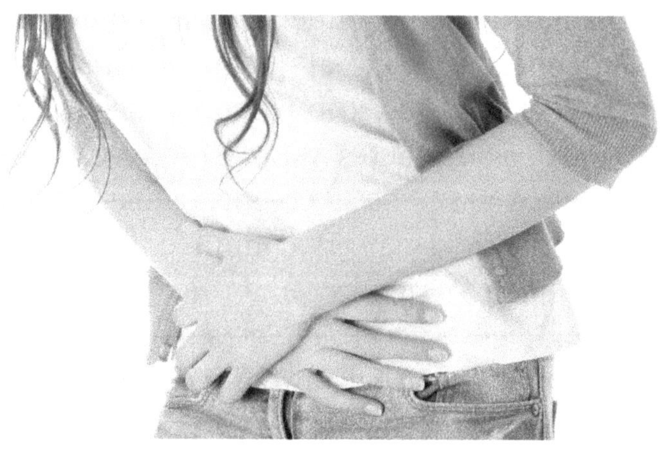

El grado de los síntomas, los resultados de las pruebas de diagnóstico y los hallazgos del examen físico influyen en la decisión de realizar una apendicectomía. En general, las siguientes circunstancias requieren una apendicectomía:

- **Apendicitis aguda:** En los casos de apendicitis aguda, en los que el apéndice está inflamado y causa un dolor intenso, suele ser necesaria la extirpación quirúrgica. La apendicitis aguda es una emergencia médica y retrasar el tratamiento puede provocar complicaciones como rotura del apéndice y peritonitis (infección e inflamación de la cavidad abdominal).

- **Sospecha de apendicitis con síntomas persistentes:**Incluso en los casos en los que el diagnóstico de apendicitis no es definitivo, si un paciente presenta síntomas persistentes y existe una fuerte sospecha de apendicitis, se puede realizar una apendicectomía. Esto es especialmente cierto si los síntomas del paciente empeoran o si las pruebas de diagnóstico no son concluyentes pero sugieren apendicitis.
- **Apendicitis recurrente:**Si una persona ha tenido múltiples episodios de apendicitis, su proveedor de atención médica puede recomendar una apendicectomía para prevenir episodios futuros y posibles complicaciones.

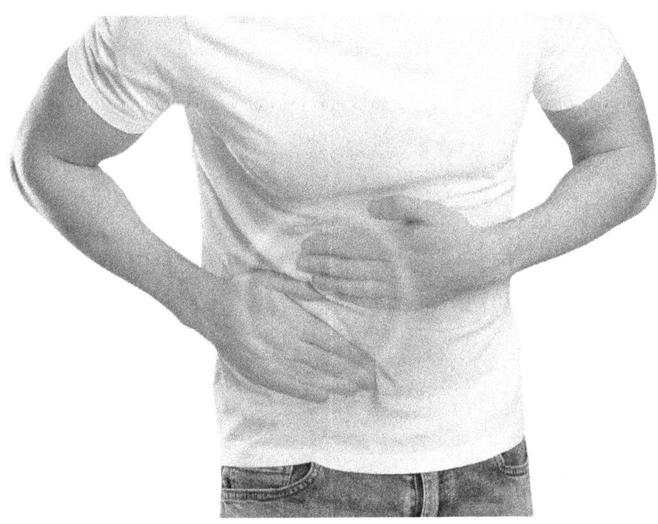

Sección 3

Tipos de apendicectomía (cirugía de extirpación del apéndice)

Una apendicectomía es un tratamiento quirúrgico común. Los cirujanos pueden utilizar diferentes procedimientos, como cirugía abierta, cirugía laparoscópica y cirugía laparoscópica de incisión única (SILS), para realizar este procedimiento.

- **Apendicectomía abierta:** El procedimiento estándar para extirpar el apéndice es una apendicectomía abierta. En este procedimiento, un médico accede al apéndice mediante una incisión considerable en la parte inferior derecha del abdomen. El cirujano puede ver y trabajar con el apéndice directamente con esta técnica. Esta técnica funciona mejor en casos complejos o cuando el apéndice se ha roto, ya que permite el acceso al apéndice. En la mayoría de los casos, durante esta cirugía, los cirujanos colocan a sus pacientes bajo anestesia. Es posible que los pacientes necesiten unos días en el hospital después de la cirugía. Tiempos de recuperación más prolongados y un mayor riesgo de complicaciones son posibles resultados de una apendicectomía abierta.

- **Apendicectomía laparoscópica:**Un método menos intrusivo es la apendicectomía laparoscópica. Esto implica la creación de múltiples y pequeñas incisiones abdominales por parte del cirujano para introducir un laparoscopio y otras herramientas quirúrgicas. Con el uso de un laparoscopio, un tubo pequeño y delgado equipado con una cámara y una fuente de luz, el cirujano puede ver el apéndice y los tejidos circundantes en un monitor de video. A través de pequeñas incisiones, el cirujano extirpa el apéndice con la ayuda de instrumentos especializados. Al someterse a una apendicectomía laparoscópica en lugar de a un procedimiento abierto, es posible que sienta menos molestias, pase menos tiempo en el hospital y se recupere más rápidamente. Sin embargo, es posible que este método no funcione en muchas situaciones, como cuando el apéndice ha estallado.

- **Cirugía laparoscópica de incisión única (SILS):** Un tipo de cirugía laparoscópica se llama cirugía laparoscópica de incisión única (SILS). Esto ahora se considera un desarrollo quirúrgico mínimamente invasivo. Este tratamiento lo lleva a cabo un cirujano mediante una única y pequeña incisión abdominal. Este método podría dejar incluso menos cicatrices. Pero debido a que es un proceso técnicamente complejo, SILS no es apropiado en todas las situaciones.

El grado y la complejidad de la apendicitis, la salud general del paciente y las preferencias y experiencia del cirujano influyen en el tipo de apendicectomía que se realiza. Su profesional de la salud hablará con usted sobre el mejor curso de acción dadas sus circunstancias particulares.

Sección 4
Factores de riesgo de la cirugía de extirpación del apéndice

La apendicectomía, una intervención quirúrgica ampliamente reconocida por su seguridad y eficacia, es reconocida como un procedimiento con una incidencia notablemente baja de complicaciones. Sin embargo, como es característico de toda operación quirúrgica, es imperativo reconocer la presencia de ciertos riesgos menores inherentes a este procedimiento. Las posibles complicaciones son las siguientes:

☑ Infección

La infección en el sitio quirúrgico o en el abdomen es una posible complicación de una apendicectomía. Las infecciones del sitio quirúrgico son relativamente raras en casos de apendicitis no complicada, pero pueden ocurrir hasta en el 10% de los pacientes con apéndice perforado.

- **Causa:** El apéndice es un órgano pequeño con forma de dedo que se encuentra en la parte inferior derecha del abdomen. Por lo general, no está infectado, pero si se bloquea, las bacterias pueden crecer y causar una infección. Si el apéndice se rompe, la infección puede extenderse al abdomen.

- **Síntomas:** Los signos más comunes de infección después de una apendicectomía pueden incluir aumento del dolor, enrojecimiento, calor, hinchazón, drenaje o pus del sitio de la incisión, fiebre y malestar.

- **Tratamiento:** El tratamiento de una infección en el sitio quirúrgico o en el abdomen generalmente implica antibióticos. En algunos casos, es posible que sea necesario reabrir la incisión para drenar la infección.

☑ Sangrado

El sangrado excesivo durante o después de la cirugía es un riesgo, aunque es relativamente raro. Sin embargo, se trata de una emergencia y el paciente debe consultar al médico lo antes posible. Además, el sangrado después de una apendicectomía laparoscópica generalmente es menor.

- **Causa:** El sangrado puede ocurrir durante o después de la cirugía si se corta accidentalmente un vaso sanguíneo. Es más probable que esto suceda si el apéndice está ubicado en un área de difícil acceso.

- **Síntomas:** Puede incluir sangre en la orina o las heces o una disminución de la presión arterial.
- **Tratamiento:** El tratamiento para el sangrado generalmente implica cirugía para detener el sangrado. En algunos casos, también pueden ser necesarias transfusiones de sangre.

☑Reacción adversa a la anestesia

La anestesia general utilizada durante la cirugía puede provocar una reacción alérgica u otras complicaciones en algunos pacientes.

- **Causa:** La anestesia general es un medicamento que se utiliza para dormir al paciente durante la cirugía. Puede causar una variedad de efectos secundarios, que incluyen reacciones alérgicas, náuseas y vómitos.
- **Síntomas:** Los síntomas de una reacción alérgica a la anestesia general pueden incluir urticaria, hinchazón, dificultad para respirar o caída de la presión arterial.
- **Tratamiento:** El tratamiento de una reacción alérgica a la anestesia general suele implicar la administración de

medicamentos para detener la reacción. En algunos casos, es posible que sea necesario mantener al paciente en el hospital para observación.

☑ Lesión de órganos cercanos

En casos raros, el apéndice puede estar cerca de otros órganos como los intestinos o la vejiga. Estos órganos pueden dañarse accidentalmente durante la cirugía.

- **Causa:** El apéndice está ubicado en un espacio relativamente pequeño del abdomen. Es posible que el cirujano dañe accidentalmente otro órgano durante la cirugía, especialmente si el apéndice está inflamado o infectado.
- **Síntomas:** Los síntomas de una lesión en un órgano cercano pueden incluir dolor, sangrado o un cambio en los hábitos intestinales.
- **Tratamiento:** El tratamiento de una lesión en un órgano cercano depende de la magnitud del daño. En algunos casos, es posible que sea necesario reparar o extirpar el órgano.

☑ Obstrucción intestinal

En casos raros, puede ocurrir una obstrucción en el intestino después de la cirugía, causando síntomas como náuseas, vómitos o dolor abdominal.

- **Causa:** Puede ocurrir una obstrucción intestinal si el intestino no se vuelve a suturar correctamente después de la cirugía. Esto puede hacer que el intestino se tuerza o doble, lo que puede bloquear el flujo de alimentos y desechos.
- **Síntomas:** Puede incluir náuseas, vómitos, dolor abdominal y estreñimiento.
- **Tratamiento:** El tratamiento de una obstrucción intestinal generalmente implica cirugía para corregir la obstrucción. En algunos casos, es posible que sea necesario mantener al paciente en el hospital para observación.

☑ Recuperación prolongada

Algunos pacientes pueden experimentar un período de recuperación prolongado debido a factores como la edad, condiciones médicas preexistentes o la gravedad de la apendicitis.

- **Causa:** El tiempo de recuperación después de la apendicectomía varía de persona a persona. Algunas personas pueden regresar a casa el mismo día de la cirugía, mientras que otras pueden necesitar permanecer en el hospital durante unos días. El tiempo de recuperación también se ve afectado por factores como la edad, las condiciones médicas preexistentes y la gravedad de la apendicitis.

- **Síntomas:** Los síntomas de una recuperación prolongada pueden incluir dolor, fatiga y dificultad para moverse.
- **Tratamiento:** El tratamiento para una recuperación prolongada generalmente implica reposo y analgésicos. En algunos casos, la fisioterapia también puede resultar útil.

Sección 5
Detalles del procedimiento de apendicectomía

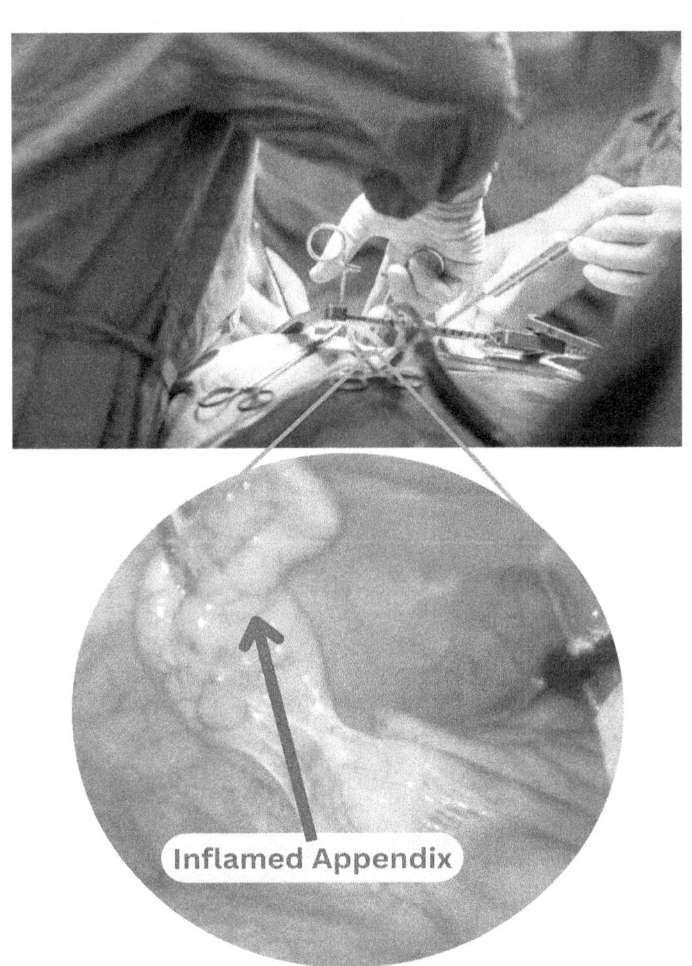

☑ Antes de un procedimiento de apendicectomía

La mayoría de las apendicectomías se programan 24 horas después del diagnóstico de apendicitis aguda. Para comenzar a tratar su infección con antibióticos lo antes posible, su equipo de atención médica insertará una vía intravenosa en su vena. Dependiendo de la extensión de la enfermedad, el tratamiento con antibióticos puede durar de uno a siete días después del procedimiento. Es posible que su equipo médico vigile ocasionalmente cómo reacciona a los antibióticos para asegurarse de que sea necesaria una cirugía antes de continuar.

Para obtener más información sobre el tipo exacto de apendicitis que tiene, es posible que su equipo de atención médica deba realizar ciertos procedimientos de diagnóstico adicionales, como análisis de sangre y escaneos de imágenes. También se debe obtener un historial médico completo que incluya recetas actuales, alergias y enfermedades. Le explicarán el tipo de operación que piensan realizar y le solicitarán permiso en base a estas y otras consideraciones. Ocho horas antes del procedimiento, deberá abstenerse de alimentos y líquidos, aunque durante ese tiempo su vía intravenosa le proporcionará líquidos.

☑ Durante un procedimiento de apendicectomía

Irá al quirófano, se quitará las joyas y se pondrá una bata de hospital para la cirugía. Se le administra anestesia general mientras está acostado boca arriba para inducir un sueño profundo. Para evitar espasmos musculares, también le recetarán un relajante muscular. Para mantener abiertas las vías respiratorias y realizar un seguimiento de su respiración, se insertará un pequeño tubo en la boca y en la garganta. Durante todo el procedimiento, su anestesiólogo vigilará constantemente sus signos vitales.

- **Apendicectomía laparoscópica:**Su cirujano comenzará una apendicectomía laparoscópica haciendo una pequeña incisión cerca del ombligo. Se insertará un pequeño puerto en la incisión y se insertará una cánula (un tubo pequeño) a través del puerto. Infla el espacio dentro de su abdomen con gas dióxido de carbono usando la cánula. Esto crea espacio adicional para el procedimiento y mejora la visibilidad de la cavidad abdominal y su contenido en las imágenes. Luego, se retirará la cánula y se insertará un laparoscopio (un tubo largo y delgado con una luz diminuta y una cámara de alta resolución adjunta). El cirujano podrá encontrar el apéndice y guiar los instrumentos a través de una a tres pequeñas incisiones utilizando la cámara para presentar la cirugía en una pantalla de video. A veces se descubren dificultades inesperadas con el laparoscopio y tratarlas puede requerir cambiar de un procedimiento laparoscópico a uno abierto.

- **Apendicectomía abierta:**Su cirujano hará una única incisión más grande en la parte inferior derecha del abdomen para realizar una apendicectomía abierta. Para encontrar el apéndice debajo, dividirán los músculos abdominales y descubrirán su cavidad abdominal. Antes de realizar la apendicectomía, es posible que necesiten drenar cualquier líquido o absceso que se haya formado en la cavidad abdominal como resultado de la explosión del apéndice. Después de eso, se utilizará una solución salina para enjuagar la cavidad abdominal.

En ambas cirugías se sutura el apéndice, después de lo cual se separa del intestino y se extrae. Se liberará gas y líquido adicional a través de las incisiones. Su cirujano puede dejar un tubo de drenaje en su abdomen para continuar drenando líquidos y retirarlo más tarde si desarrolló peritonitis. Le quitarán el tubo de respiración, le limpiarán las heridas, las tratarán y las suturaron. Después de eso, lo colocarán en una sala de recuperación hasta que recupere el conocimiento.

☑ Después de un procedimiento de apendicectomía

Podrías regresar a casa el mismo día si tu apendicectomía laparoscópica fuera sencilla. Sin embargo, mientras los efectos de la anestesia aún están desapareciendo, necesitará que otra persona lo lleve a casa. Si se ha sometido a una cirugía abierta o ha sufrido una rotura de apéndice, su estancia en el hospital puede prolongarse varios días. Mientras su equipo médico continúa monitoreando su estado, usted seguirá recibiendo antibióticos por vía intravenosa. Es posible que aún sea necesario retirar el tubo de drenaje.

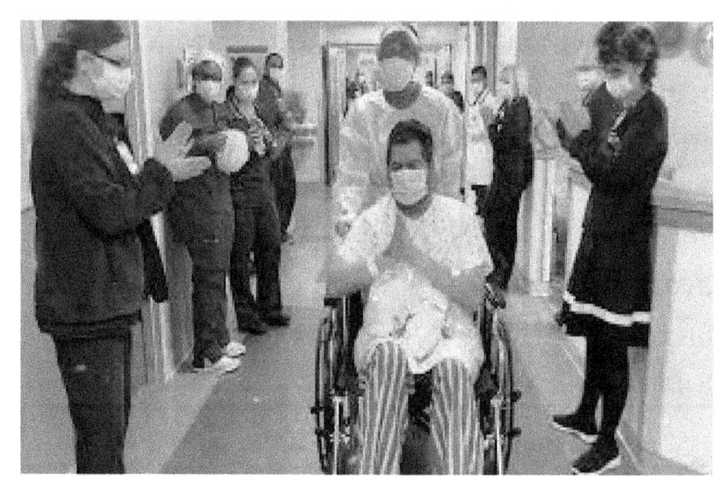

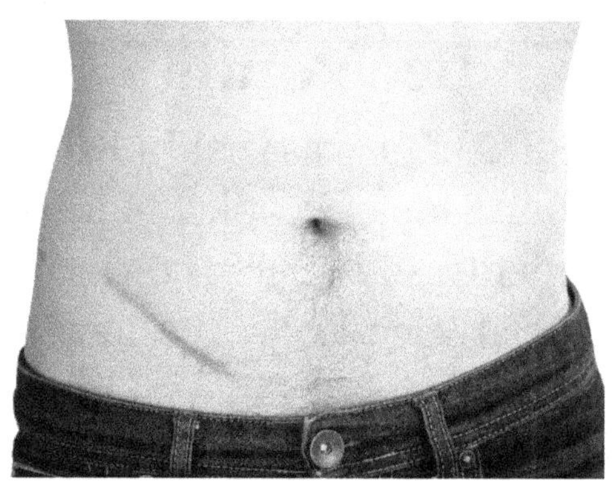

Sección 6

Recuperación de la apendicectomía

La recuperación de una apendicectomía puede variar según varios factores, como el tipo de cirugía realizada, la salud general del paciente y la gravedad de la apendicitis. Aquí hay algunas pautas generales para la recuperación después de una apendicectomía:

- **Estancia en el hospital:** Es posible que los pacientes que se hayan sometido a una apendicectomía abierta deban permanecer en el hospital durante unos días, mientras que aquellos que se hayan sometido a una apendicectomía laparoscópica pueden regresar a casa el mismo día o al día siguiente.

- **El manejo del dolor:** Los pacientes pueden experimentar dolor e incomodidad después de la cirugía. Los médicos le recetarán medicamentos para controlar este dolor.

- **Dieta:** Inicialmente, el paciente puede seguir una dieta líquida o blanda. Los médicos los pasan gradualmente a alimentos sólidos a medida que el sistema digestivo se recupera. Es fundamental seguir las indicaciones del médico en cuanto a la dieta para evitar complicaciones.

- **Actividad:** El médico puede recomendar a los pacientes que eviten levantar objetos pesados y realizar actividades extenuantes durante algunas semanas después de la cirugía. Poco a poco, podrán empezar a hacer ejercicios ligeros y caminar para ayudar en el proceso de recuperación.

- **Atención de seguimiento:** Es fundamental realizar un seguimiento con el médico para controles postoperatorios para monitorear el proceso de curación y asegurar que no haya complicaciones.

Generalmente, la mayoría de los pacientes se recuperan completamente dentro de 4 a 6 semanas después de una apendicectomía, pero algunos pacientes pueden tardar más, dependiendo de su salud general y del tipo de cirugía realizada. Es importante seguir las instrucciones del médico con respecto a la recuperación para garantizar una recuperación rápida y sin problemas.

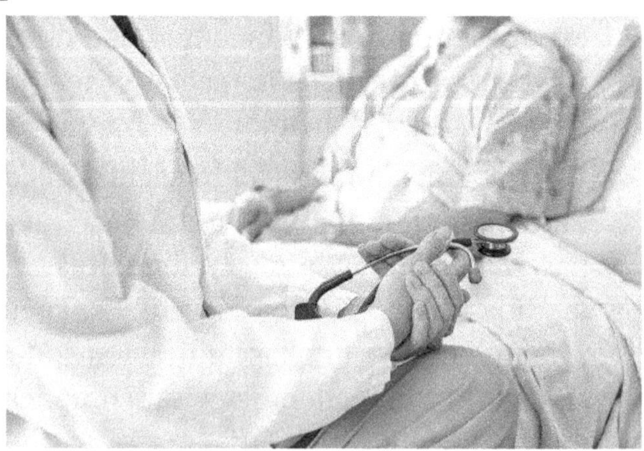

Duración de la recuperación

La complejidad de su apendicitis y cirugía, así como la forma en que su cuerpo reacciona al procedimiento, afectan el tiempo que lleva recuperarse. En unos pocos días, las molestias y los efectos secundarios deberían generalmente disminuir significativamente. Podrían pasar algunos días o semanas antes de que pueda reanudar sus actividades habituales. La mayoría de las personas se recuperan por completo después de seis semanas.

Lo que se debe y no se debe hacer después de una apendicectomía

Mientras se recupera en casa, siga estas recomendaciones:

Del:

- Para evitar infecciones, asegúrese de que las incisiones estén secas y limpias.

- Hasta que sus intestinos sean capaces de soportar más alimentos sólidos, consuma alimentos blandos. Ir lentamente.

- No hagas demasiado ejercicio físico. Si se ha sometido a una cirugía abierta, estar de pie durante mucho tiempo puede provocar dolor en los músculos abdominales.

- Informe a su médico si experimenta algún síntoma inusual.

No hacer:

- Utilice medicamentos que no le haya recetado su médico. Ciertos analgésicos pueden aumentar la probabilidad de sangrado.

- Báñese sin seguir las instrucciones. Espere hasta que le quiten los puntos antes de ir a nadar.

- Ponga tensión en los músculos abdominales. Manténgase alejado de levantar objetos pesados y de subir escaleras.

- Manténgase inmóvil en todo momento. Es fundamental ponerse de pie y moverse periódicamente para mantener el sistema digestivo en movimiento y evitar coágulos de sangre.

Cuándo hablar sobre su recuperación con su médico

En términos generales, debe programar una cita para una visita de seguimiento con su médico a más tardar dos o tres semanas después del procedimiento. Sin embargo, tan pronto como vea algún indicio de infección como estos, debe ponerse en contacto con su médico.

- Hinchazón o enrojecimiento donde se realizó la incisión.
- Fiebre.
- Calambres en el estómago.
- Pérdida de apetito.

Conclusión

Un caso de apendicitis no tratado aumenta las posibilidades de rotura del apéndice. Aunque las probabilidades precisas son imposibles de calcular y varían según las circunstancias únicas de cada persona y la etapa de la apendicitis, generalmente se recomienda la cirugía quirúrgica temprana para reducir el riesgo de ruptura y complicaciones relacionadas. Un método quirúrgico frecuente para tratar la apendicitis o como estrategia profiláctica para personas que tienen antecedentes de apendicitis recurrente es la apendicectomía. La extirpación del apéndice, o apendicectomía, suele considerarse una cirugía quirúrgica segura. Aunque son poco comunes, los riesgos y problemas son una posibilidad en cualquier operación.

Un cirujano puede emplear varios procedimientos para realizar la cirugía. Consiste en procedimientos laparoscópicos, abiertos y de incisión única. El grado y la complejidad de la apendicitis, la salud general del paciente y las preferencias y experiencia del cirujano influyen en el tipo de apendicectomía que se realiza. La salud general del paciente no se ve afectada por la extirpación del apéndice.

Nadie desea someterse a una cirugía en el abdomen. Pero necesitará un alivio rápido si alguna vez padece apendicitis. El método más seguro y eficaz disponible actualmente para tratar la apendicitis sigue siendo la apendicectomía quirúrgica. Este procedimiento puede evitar que la infección potencialmente mortal se propague y regrese. Cuando las condiciones lo permiten, la apendicectomía se puede realizar como un tratamiento ambulatorio menos invasivo gracias a avances recientes como la laparoscopia. Esperamos sinceramente que no la necesite, pero si la necesita, estará entre los cientos de miles de personas que se someten a apendicectomías exitosas anualmente.

Preguntas frecuentes sobre la cirugía de eliminación del apéndice

¿Es la apendicectomía una cirugía mayor?

No necesariamente. Hoy en día, en los EE. UU., la apendicectomía laparoscópica es más común que la apendicectomía abierta tradicional. La cirugía laparoscópica ofrece una alternativa menos invasiva a la cirugía abdominal abierta mediante el uso de varias microincisiones en lugar de una incisión más grande. La apendicectomía laparoscópica se asocia con menos dolor y un tiempo de recuperación más rápido. El tipo de apendicectomía que reciba puede depender de su condición, así como de la capacitación y el criterio de su cirujano.

¿Es dolorosa la apendicectomía?

Durante la cirugía, usted estará dormido bajo anestesia general. Después, probablemente sentirá un dolor moderado en el lugar de la incisión(es). Esto debería mejorar en unos pocos días. Su proveedor de atención médica puede recetar analgésicos adecuados para ayudarlo a controlar su recuperación. Muchas personas se las arreglan bien sin los analgésicos recetados, pero puedes usarlos durante unos días.

¿Puedo caminar después de la cirugía de extirpación del apéndice?

Después de la cirugía de extirpación del apéndice, se recomienda caminar para realizar una actividad suave durante las primeras semanas de recuperación. El momento para regresar a las actividades normales varía según el procedimiento (laparoscópico o abierto) y el progreso de la curación. Se deben seguir restricciones y precauciones específicas, evitando actividades extenuantes hasta que el cirujano lo autorice.

Generalmente, los médicos recomiendan ejercicio suave después de cualquier cirugía para evitar la rigidez y el dolor y favorecer la curación. En este artículo, analizaremos si un paciente puede caminar después de una apendicectomía y si hay alguna precaución que deba tenerse en cuenta al hacerlo.

¿Se le permite caminar a un paciente después de la operación de extirpación del apéndice?

Sí, un paciente puede caminar después de una apendicectomía. Durante los primeros días de recuperación, los médicos recomiendan caminar como una forma suave de actividad. Ayuda a mantener la circulación sanguínea, previene coágulos sanguíneos, neumonía y estreñimiento y, finalmente, ayuda en el proceso de recuperación. De hecho,caminar es el único ejercicio que los médicos permiten durante las primeras semanas después de la cirugía. Sin embargo, es importante comenzar lentamente y aumentar su nivel de actividad gradualmente a medida que se sienta capaz de hacerlo.

¿Qué tan pronto puedo volver a mis actividades normales después de la cirugía de extirpación del apéndice?

El momento para regresar a las actividades normales después de una apendicectomía depende del tipo de procedimiento realizado (laparoscópico o abierto) y de su proceso de curación. Si un paciente se hubiera sometido a una apendicectomía laparoscópica, que es un procedimiento mínimamente invasivo, podrás retomar tus actividades normales antes. Generalmente, se necesitan aproximadamente de una a tres semanas para recuperarse de una apendicectomía laparoscópica y aproximadamente de dos a cuatro semanas para una apendicectomía abierta. Sin embargo, si el apéndice se ha roto, el período de recuperación puede ser más largo, potencialmente hasta seis semanas o más. Es esencial consultar con su cirujano para obtener orientación específica sobre su cronograma de recuperación.

¿Existen restricciones o precauciones específicas a considerar durante el período de recuperación?

Debe caminar y realizar actividades suaves después de una apendicectomía. Sin embargo, es importante seguir las instrucciones postoperatorias de su cirujano en cuanto a restricciones y precauciones.Evite realizar actividades extenuantes, levantar objetos pesados o tareas que supongan una tensión excesiva. en la incisión quirúrgica hasta que su cirujano lo permita. Ayuda a prevenir complicaciones y favorece la curación adecuada. El proceso de recuperación de cada paciente es único según sus condiciones. Por lo tanto, es esencial seguir los consejos y la orientación personalizados de su cirujano para una recuperación segura y exitosa después de una apendicectomía.

¿Se puede permanecer despierto durante una cirugía de extirpación del apéndice?

Tal vez. Durante una apendicectomía, el sueño inducido por la anestesia es esencial para la comodidad del paciente y el control del dolor. Por lo general, se utiliza anestesia general, lo que hace que el paciente se quede dormido, lo que garantiza una cirugía sin dolor. En algunos casos, se puede utilizar anestesia local, lo que permite al paciente permanecer despierto mientras se adormece el área. El objetivo de la anestesia es crear un ambiente seguro y cómodo para que el equipo quirúrgico realice el procedimiento.

Por lo general, cuando un paciente está bajo anestesia general, se queda dormido durante un procedimiento quirúrgico. Sin embargo, si los médicos utilizan anestesia local o regional, el paciente permanece despierto. En este artículo, examinaremos la necesidad de anestesia durante una cirugía de extirpación del apéndice. También discutiremos las situaciones en las que el paciente permanece despierto durante la apendicectomía.

¿Por qué es esencial la anestesia durante una apendicectomía?

La anestesia es vital durante una apendicectomía para garantizar que el paciente se sienta cómodo y se controle el dolor. La anestesia general induce el sueño profundo, eliminando las sensaciones de dolor y permitiendo al equipo quirúrgico realizar el procedimiento sin interferencias. También relaja los músculos e induce una parálisis temporal para garantizar la inmovilidad durante la cirugía. La anestesia ayuda a crear un ambiente controlado y estable. Esto permite al cirujano concentrarse en la operación mientras monitorea los signos vitales para la seguridad del paciente. En conclusión, la anestesia desempeña un papel fundamental a la hora de brindar una experiencia quirúrgica segura y sin dolor al paciente sometido a una apendicectomía.

¿Cuál es la anestesia típica que se utiliza durante una apendicectomía?

Durante la mayoría de los procedimientos de apendicectomía, los médicos utilizan anestesia general o regional. Lo utilizan para asegurarse de que el paciente duerma profundamente y no sienta ningún dolor. Implica la administración de medicamentos por vía intravenosa o por inhalación para inducir la pérdida del conocimiento. Esto permite al equipo quirúrgico realizar la operación de forma segura y sin dolor.

¿Hay algún caso en el que el paciente permanezca despierto durante el procedimiento?

Sí. En algunos casos, los médicos pueden utilizar anestesia local en lugar de anestesia general para una apendicectomía, en la que el paciente permanece despierto. Por ejemplo, los investigadores han descubierto que la apendicectomía asistida por laparoscopia con dos puertos bajo anestesia local podría ser un método seguro y eficaz para la apendicitis no complicada en adultos.

La anestesia local implica adormecer el área de la cirugía, generalmente mediante una inyección. El propósito de la anestesia local es que el paciente no experimente dolor debido al efecto adormecedor localizado mientras el paciente permanece despierto. Sin embargo, es importante tener en cuenta que el uso de anestesia local en lugar de anestesia general es menos común y generalmente se determina caso por caso, según la condición del paciente y el criterio del cirujano.

¿El apéndice vuelve a crecer después de su extirpación quirúrgica?

Después de una apendicectomía, el apéndice no puede volver a crecer porque carece de capacidad regenerativa. El hígado es un órgano que puede regenerarse pero el apéndice no. Sin embargo, en casos raros, puede haber tejido residual o un muñón que podría provocar apendicitis del muñón, una complicación poco frecuente. Es importante diferenciar entre la regeneración del apéndice y la apendicitis del muñón, ya que son fenómenos distintos.

La apendicectomía es un procedimiento quirúrgico para la extirpación del apéndice. Los cirujanos pueden realizar la extirpación del apéndice utilizando diferentes técnicas, incluida la cirugía laparoscópica abierta, laparoscópica y de incisión única (SILS). Después de someterse a una apendicectomía o cirugía de extirpación del apéndice, muchos pacientes plantean diversas dudas al respecto. En este artículo, analizaremos si un apéndice puede volver a crecer después de la cirugía y también comprenderemos qué es un tejido u órgano regenerativo.

¿Qué es un tejido u órgano regenerativo?

Un órgano o tejido regenerativo es una estructura biológica notable presente en el cuerpo. Es capaz de restaurarse y repararse a sí mismo después de una lesión, daño o desgaste normal. A diferencia de los órganos o tejidos que carecen de capacidad regenerativa, los órganos regenerativos pueden volver a crecer y recuperar su forma y función originales. Este notable potencial regenerativo surge de la presencia de células especializadas, como las células madre, que poseen la capacidad única de diferenciarse y reemplazar las células dañadas o perdidas.

Ejemplos notables de órganos regenerativos incluyen el hígado, conocido por su capacidad para regenerar tejido perdido, y la piel, que puede renovarse para facilitar la cicatrización de heridas.

¿Se puede regenerar el apéndice después de extirparlo quirúrgicamente?

No. El apéndice no puede volver a crecer después de la cirugía. Después de la extirpación quirúrgica del apéndice, no hay posibilidad de regeneración ya que el apéndice no posee la capacidad de volver a crecer. A diferencia del hígado, que tiene capacidades regenerativas, el apéndice carece de esta notable capacidad.

Después de la cirugía, los pacientes pueden experimentar pocas secuelas. En casos raros, puede quedar tejido residual o un muñón después del procedimiento de apendicectomía. En tales casos, existe un riesgo potencial de inflamación del tejido apendicular restante, lo que lleva a una afección conocida como apendicitis del muñón. La apendicitis del muñón representa una complicación relativamente infrecuente que se produce tras la extirpación quirúrgica del apéndice. La incidencia exacta de este fenómeno sigue siendo incierta, ya que existen datos limitados y completos sobre sus tasas de aparición.

Por lo tanto, después de la extirpación quirúrgica del apéndice, este no volverá a crecer. No debes confundir esto con la apendicitis del muñón, ya que son completamente diferentes.

www.ingramcontent.com/pod-product-compliance
Lightning Source LLC
Chambersburg PA
CBHW071007260726
48661CB00007B/2838